BEI GRIN MACHT SICH IHR WISSEN BEZAHLT

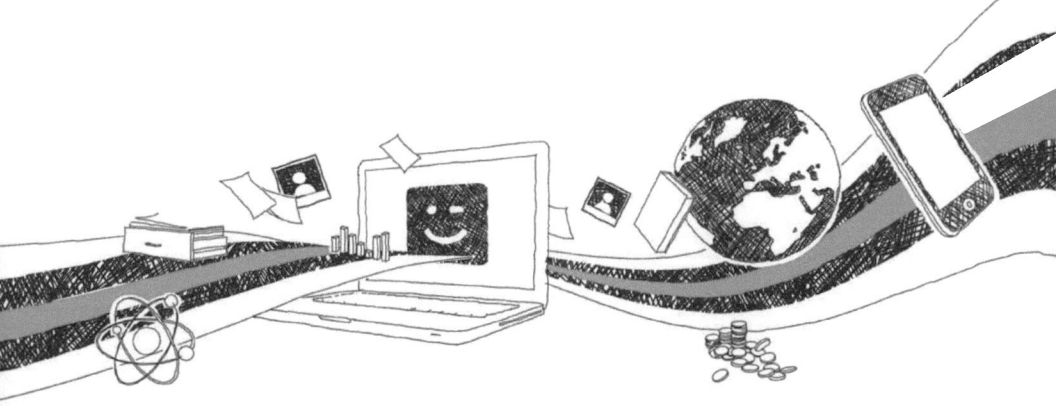

- Wir veröffentlichen Ihre Hausarbeit, Bachelor- und Masterarbeit

- Ihr eigenes eBook und Buch - weltweit in allen wichtigen Shops

- Verdienen Sie an jedem Verkauf

Jetzt bei www.GRIN.com hochladen
und kostenlos publizieren

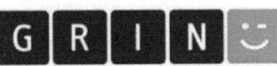

Eberhard W. Eckert

Die 10 Grundsätze der Elektrophysiologie

GRIN Verlag

Bibliografische Information der Deutschen Nationalbibliothek:

Die Deutsche Bibliothek verzeichnet diese Publikation in der Deutschen National-
bibliografie; detaillierte bibliografische Daten sind im Internet über http://dnb.d-
nb.de/ abrufbar.

Impressum:

Copyright © 2011 GRIN Verlag GmbH
Druck und Bindung: Books on Demand GmbH, Norderstedt Germany
ISBN: 978-3-640-90718-2

GRIN - Your knowledge has value

Der GRIN Verlag publiziert seit 1998 wissenschaftliche Arbeiten von Studenten, Hochschullehrern und anderen Akademikern als eBook und gedrucktes Buch. Die Verlagswebsite www.grin.com ist die ideale Plattform zur Veröffentlichung von Hausarbeiten, Abschlussarbeiten, wissenschaftlichen Aufsätzen, Dissertationen und Fachbüchern.

Besuchen Sie uns im Internet:

http://www.grin.com/

http://www.facebook.com/grincom

http://www.twitter.com/grin_com

Die 10 Grundsätze der Elektrophysiologie

The Ten Principles of Électrophysiology

Les dix principes de l´électrophysiologie

Десять основных положений электрофизиологии

Decalogo dell´Elettrofisiologia

电子生理学的十大原理

Los diez axiomas de electrofisiologia

۱۰ قانون(اصول پایه) الکتروفیزیولوژی

Десетте принципа на електрофизиологията

Deset zásad elektrofyziologie

Elektrofysiologins 10 principer

dziesięć głownych podstawowych punktow elektrofiziologi

De ti principper for elektrofysiologi

مبــادئ
الإلــكتروفــيــزيــولــوجي
الــعَـشر

10 legi de basă in elektrophysiologie

De ti grunnprinsippene av elektrofysiologien

ELEKTRO-FIZYOLOJININ 10 ANA PRENSIBI

ΤΑ ΔΕΚΑ ΔΟΓΜΑΤΑ ΤΗΣ ΗΛΕΚΤΡΟΦΥΣΙΟΛΟΓΙΑΣ

Os dez princípíos da Electrofisiologia

10 FUNDAMENTALNI NAČELJ ZA ELEKTRO-FYSIOLOGIJO

De tien basisprincipes van de elektrofysiologie

電気生理学の十の原則

전기 생리학의 10가지 원리

AZ ELEKTROFIZIOLÓGIA 10 ALAPTÉTELE

1. Leitfähigkeit, Leitfähigkeitsmechanismus — Conductivity, Mechanism of C.

2. Geometrieänderungen im elektrischen Feld — Changes of Geometry in an Electrical Field

3. Zeitveränderliches elektrisches Feld — Time variable Electrical Field

4. Bewegung im Magnetfeld, zeitveränderliches Magnetfeld — Movement in Magnetic Field, Time variable Magnetic Field

5. Raumladungen und Diffusionspotentiale — Space Charges and Diffusion Potentials

6. Elektromagnetische Wellen — Electromagnetic Waves

7. Chemische Umsetzungen — Chemical Reactions

8. Mechanische und chemische Vorgänge bewirken elektrische Erscheinungen — Mechanical and Chemical Events cause Electrical Phenomena

9. Radioaktive Strahlung — Radioactive Radiation

10. Körpereigene und externe Elektrizität — Body specific and external Electricity

Zur Bedeutung der 10 Grundsätze

Leben beruht auf Stoffwechsel, auf (Bio-)Chemie.
Chemisches Geschehen bedeutet aber Veränderungen in den äußersten Elektronenbahnen der beteiligten Atome, also Quantensprüngen, die in der Energieeinheit "Elektronenvolt (eV)" gemessen werden. Also läßt sich letztlich alles auf Elektrizität zurückführen.

Dazu reichen jedoch die allgemein bekannten und benutzten Denkweisen und Ansichten ebenso wenig aus wie die vorhandenen Formelsammlungen und Tabellen zur Elektrotechnik/Elektrizitätslehre. Analog den Unterschieden zwischen anorganischer und organischer Chemie muß die Elektrizitätslehre konsequent zwischen anorganischer und organischer/biologischer Elektrizität unterscheiden.

Der Mensch ist ein durch und durch elektrisches Wesen, daran besteht kein Zweifel.

In vielen Fachveröffentlichungen findet man die Einteilung in Leiter 1. Klasse (Elektronenleitung) und Leiter 2. Klasse (Ionenleitung), wobei der menschliche Körper gemeinhin zur 2. Klasse gerechnet wird. Das ist nicht richtig.
Der menschliche Körper ist ein Leiter x. Klasse, mit x = derzeit unbekannt.
Begründung:
Es gibt viele verschiedene Ionen {nach Größe, nach Ladung(en)}, verschiedene Ionenkonzentrationen, verschiedene Ionengemische; für alles unbekannte Ordnungskriterien. Der Volumenleiter Mensch ist extrem kompartimentiert, mittels teildurchlässiger Membranen. Oftmals verwendete Begriffe wie Leitfähigkeit sind irreführend, weil die Leitfähigkeit örtlich veränderlich ist, Tensor-Charakter hat, darüber hinaus zeitlich veränderlich und von Regulationsmechanismen abhängig ist.

Immer noch ist vieles unseren Denkweisen fremd. weil zu wenig interdisziplinär gearbeitet wird und sich falsche Vorstellungen zu lange halten. So zum Beispiel bei elektrischen Erscheinungen in Verbindung mit der Pumpfunktion des Herzens. Das Herz pumpt die elektrisch leitende Flüssigkeit "Blut" (ca. 7 mS/cm bei einer bestimmten Meßart, extrakorporal) als Fluid-Massenstrom durch die Adern. Blut enthält Ionen als elektrische Ladungsträger. Der Fluid-Massenstrom muß also gleichzeitig ein elektrischer Strom sein, weil elektrische Ladungen bewegt werden.
Da sich im Blut aber Anionen (z. B. Na^+, ...) und Kationen (z. B. Cl^-, HCO_3^-, ...) die Waage halten, darüber hinaus der pH-Wert um 7 herum liegt, ist dieser Strom von außen betrachtet "kein Strom", obgleich die einzelnen Ladungsträger an bestimmten Stellen auf Grund ihrer elektrischen Ladung reagieren.
Und schließlich sind die elektrischen Ladungsträger voneinander getrennt, es bestehen also elektrische Felder zwischen ihnen, Kapazitäten, Energiespeicher. Dies stellt sich bei Messungen von außen als unstetige Gesamtkapazität dar.

Eine von vielen interessanten Besonderheiten zeigt sich bei der Applikation von zeitlich veränderlichen Magnetfeldern am Körper (Grundsatz 4.); was als Magnetfeldtherapie vor allem im Bereich der komplementären Medizin beworben wird (ohne den genauen Wirkungsmechanismus zu kennen). Im Gegensatz zu Wirbelstromverläufen in der Technik (z. B. Wirbelstrombremse, Einschnürungs-/Pinch-Effekt) gibt es im homogenen Ionenleiter, etwa physiologischer Kochsalzlösung, antiparallele Wirbelstromfäden. Im Körper treten hingegen infolge der Kompartimentierung, Membranparameter usw. nochmals Aufspaltungen in außerordentlich komplexe Stromverläufe auf, die von zahllosen internen und externen Parametern abhängig sind: Eine noch unerforschte Welt.

Die 10 Grundsätze der Elektrophysiologie

1. Im menschlichen Körper besteht elektrische Leitfähigkeit durch in vielfacher Hinsicht unterschiedliche und kompartmentierte Ionen in örtlich und zeitlich unterschiedlicher Menge. Der im Mikrokosmos zugrunde liegende Leitfähigkeitsmechanismus entspricht nicht der Basis des _Ohm'schen Gesetzes_.

Zugehörige Stichworte: Abfallzeit bei Sprungfunktionen, z. B. Strom als Folge von Gleichspannungsimpuls; Abhängigkeit der Ladungsträgeranzahl von Enzymen/katalysierten Prozessen; Abhängigkeit der Ladungsbewegungen von Zeitverlauf/Kurvenform der elektrischen Feldstärke; Abschergrenzen-Potential (Zeta-Potential); Absolute Dielektrizitätszahl (ε_0); Absolute Refraktärzeit: Zellen können je nach Typ maximal mit 500 ... 1000 Hz erregt werden; Absorption; Absteigende Galvanisation (Gleichstrom von Kopf/Plus zu Füßen/Minus, beruhigende Wirkung; Abtasttheorem (Signaltheorie, Steuerung, Regulation); Addition von Spannungen, Ladungstransport, Strömen; Admittanz (=Verlustleitwert); Ähnlichkeit (math.-naturwiss. Definition); Aktionspotential; Aktionspotentialsalven (="Spikes") sowie deren Auslösung; Aktivatoren (Enzyme); Aktiver Transport(mechanismus); Aktives Zentrum eines Enzyms, dort Bindung des Reaktionspartners; Aktivierbare Batterie-Prinzip, Analogie; Aktivierungsenergie-Absenkung durch Enzyme/Fermente bei biochemischen Umsetzungen; Aktivierungsenergie (für biochemische Umsetzungen/Stoffwechsel); Aktivitätskoeffizient; Aktivitätszentrum (Enzyme); Akustoelektrischer Effekt; Albumin, anionisches Makromolekül; Aldosteron (Nebennierenrindenhormon), beeinflußt Natrium., Kalium-,Elektrolyt- /Wasserhaushalt, extrazelluläres Flüssigkeitsvolumen und Plasmavolumen; Alkalose; Alkydradikal (aliphatisches Radikal), elektrische Eigenschaften; Alles-oder-Nichts-Gesetz; Allometrische Gleichungen (Huxley); Allotropie, wenn Moleküle von Elementen unterschiedliche Größe haben; Alteration; Ampere (Stromstärkedefinition); Amperometrie; Ampholyte; Amplitudenabnahme (Decrement)-Ursache bei niederfrequenter Stimulationselektromyographie; Amplitudenzunahme (Increment)-Ursache bei hochfrequenter Stimulationselektromyographie; anabol; Analogiebetrachtungen; Analogie-Forschung; Analogie-Gesetze; Analogien zu Funktionsprinzipien elektrischer Bauelemente wie Widerstand, Kapazität, Elektrolytkondensator, Induktivität, Zwei- und Vielpole/Zwei- bzw. Vielpoltheorie, Spannungsstabilisatoren, Spannungsabhängige Widerstände (VDR), Stromabhängige Widerstände, Röhrensteuerung, Transistor, Feldeffekttransistor, u. a.; Anaphorese; Andocken; Anelektrotonus, lokale Hyperpolarisation, verminderte Erregbarkeit/Erregungsausbreitung; Anionen; Anionenaustausch; Anionenlücke; Anionen- Überführungszahl; Anionische Nettoladungen der Proteine; Anisotropiekoeffizient (longitudinale und transversale Leitfähigkeit); Anlagerung geladener Partikel an ein geladenes Teilchen (Helmholtz- Schicht); Anlaufstrom gegen eine Potentialbarriere; Anodenunterseite bei Hautelektroden: Lösung sauer; Anodischer Schutz-Prinzip; Anpassung: Elektrotechnik (und Biologie ?), optimale Übertragung eines elektrischen Parameters; Anpassungssyndrom, Anpassungsmechanismus des Organismus auf äußere Reize/Einflüsse durch a) Alarmreaktion mir erhöhter adrenocortikotroper Hormonausscheidung (ACTH) und Glukokortikoiden, Nebennierenrinde vergrößert, b) Widerstandstadium mit erhöhtem Ausstoß an somatropem Hormon (STH) und Mineralkortikoiden, c) Erschöpfungssyndrom; Elektrische Kennwerte und Reaktionen im/am Körper (z. B. Leitfähigkeit, ...), auch im dynamischen/transienten Verhalten; Anregung; Anregungsenergie-Übertragung (Elektronen); Ansprechzeiten, z. B. Regelkreise; Anstiegszeit bei Sprungfunktionen, z. B. Strom als Folge von Gleichspannungsimpuls; Antagonismus-Auslösung, A.-Beeinflussung; Antiarrhythmika; Antidrom (=entgegen der natürlichen Richtung); Antioxidantien (Elektronenabgabe), elektrische Wirkung; Antiparallel-Strom; Antiparallel-Strom, Elektrisches Feld-Erscheinungen; Antiport (Transportrichtung); Anziehungsenergie (z. B. Wasser-Dipole 34 kJ/Mol = 0,35 eV; Äquivalentleitfähigkeit; Äquivalentsysteme (elektrische Nachbildungen); Archie-Gesetz (1942), Analogien im biologischen Körper; Arrhenius-Dissoziationshypothesen; Arylradikal (aromatisches Radikal), elektrische Eigenschaften; Asymmetrie, elektrische; Atomare Coulombfelder, 10 hoch 6 bis 10 hoch 8 V/cm; Atomhüllen-Physik; Atompolarisation (bei polaren Molekülen im el. Feld); Atomspektren; Atom- /Teilchen-Durchmesseränderung bei Ionisierung, z. B. Wegfall einer Elektronenschale und geringere Abschirmung der Kernladung bei K^+; ATPasen-Ionenpumpen bei primär-aktivem Transport; Aufladefähigkeit (von Material, Boden, Stoffen); Aufsteigende Galvanisation (Gleichstrom von Füßen/Plus zu Kopf/Minus, anregende Wirkung; Ausgleichsvorgänge (Laplace-Gleichung); Austauschcarrier $Ca^{2+}/3Na^+$, sekundär-aktiver Transport **aus** dem Zellinneren; Austauschzeit der elektrischen Ladungen, Ohmscher Widerstand an Grenzschichten verhindert Austausch der Ladungen; Autorhythmie; Avalanche-Dioden-Prinzip; Azididätskonstante Ka oder pKa, Vektorgröße; Azidose;

Bahngleichungen unterschiedlicher geladener Teilchen im Multi-Potentialfeld; Bändermodell; Barrieren, großflächige: Epithelien wie Haut, Magen-Darm-Trakt, Urogenitaltrakt, Atemsystem, Blutgefäßsystem-Endothel und ZNS-Glia; Barrierenhöhe (Metall-Halbleiter/Biomaterial-Kontakt); Basisgrenzwert, z. B. für Stromdichte im Körper (bis max. 100 kHz, darüber mit SAR arbeiten), physikalische Größe im Körper, die als biologisch wirksam gilt ; Bayliss-Effekt; Berührungspotentiale; Beschreibung inhomogener, biologischer, lebender Materie in elektrophysikalischen Termini; Bestandspotential (Innenohr, endokochleares Potential); Beweglichkeit elektrolytischer Ionen; BIA-Standardfrequenz (50 kHz); Bilanzen für Säure-Basen-Haushalt-Gleichgewicht: H^+ -Zufuhr/-Produktion minus HCO_3^- -Zufuhr/Produktion sowie CO_2 -Produktion gleich CO_2 -Ausscheidung; Bindungsmechanismen der Festkörper; Bindungsmechanismen von Fluiden; Bioaffinitätschromatographie; Biochip-Funktions-Prinzipien; Bioelektronik; Biogewebe-Feldeffekte; Bioimpedanz; Bioimpedanzanalyse (BIA); Biologische Admittanz; Biologischer Leitwert; Biologischer Mehrpol; Biologischer Phasenwinkel; Biologischer Scheinwiderstand; Biologischer Strom(fluß); Biologische Rückkopplung/Biofeedback; Biologischer Vierpol; Biologischer Widerstand; Biologischer Zweipol; Biomaterial-Polarisation; Bionik; Biosensoren-Prinzipien; Biot-Savartsches Gesetz (gilt im Körper nur stark modifiziert und viel komplizierter !); bivalente Kationen; Blindleistung, Var, Volt-Ampere reaktiv, technische Definition, biologische Bedeutung; Blindstrom, technische Definition, biologische Bedeutung; Blitzschlag-Personenschaden-Untersuchungen; Blutgruppen, elektrische Unterschiede; Blut-Hirn-Schranke, elektrische Eigenschaften; Blut-Impedanz (relativ klein); Blut-Leitfähigkeit; Blut-"Strom": Eine durch Herzschlag mechanisch erzeugte Strömung, die unterschiedliche Ionen enthält, also auch elektrischen Strom darstellt; Blut, strömungstechnische Charakteristika, örtlich und zeitlich; Braun'sche Bewegung; Bremsfeldmethode nach Barkhausen-Kurtz, Prinzip; Bremsfeldschwingungen-Prinzip; Brennstoffzellenprinzip-Analogie; Brunner-Drüsen HCO_3 -Ionenabgabe (Dünndarm); BZ-Reaktion, Wirkungsmechanismus;

Ca^{2+} -Höherfrequenz-Oszillation: Enzym-Autophosphorylierung, Deaktivierung wird verlangsamt; Ca^{2+} -Niederfrequenz-Oszillation: Nur Zielprotein-Aktivierung; Ca^{2+} -Oszillation, Grundprinzip; Ca^{2+} -Vermittlung von elektrischem Reiz und Kontraktion quergestreifter Muskelfasern; Cajal-Zellen, Schrittmacher in Magen, Dünndarm; Calmodulin, Ionenbindung bis zu 4 Ca^{2+} -Ionen; Carrier für organische Anionen, OA^-; Carrier (Träger) für organische Kationen, OK^+; Chemilumineszenz; Chemisch induzierte Elektronenpolarisation (CIDEP), beschrieben durch Radikal-Paar-Mechanismus (RPM); Chiralität (elektrische Auswirkungen); Chronaxie; Chronobiologie; Chronobiologische Effekte durch andauernde externe elektrische Einflüsse; Chronopotentiometrie/Elektrosomatographie; Chronozyklogramm und Körperelektrizität; Clausius-und-Mosotti-Formel, verknüpft Dielektrizitätszahl mit der atomaren Polarisierbarkeit; Coenzym-Elektronenabspaltung; Coenzym-Elektronenanlagerung; Coenzym-Ionenabspaltung; Coenzym-Ionenanlagerung; Cosinus phi bei zeitveränderlichen Strömen, technische Bedeutung, biologische Bedeutung; Cotransport; Coulomb; Coulomb-Gesetz; Coulombkräfte; Coulomb-Potential (Zeta-Potential); Cofaktor-Metallionen; Cole-Cole-Diagramm; Cole-Curtis-Diagramm; Cooper-Elektronenpaare; Cotransport (sekundär aktiver Transport mit Carrierprotein, gekoppelt an passiven Ionentransport); Coulometrie, galvanostatische; Coulometrie, potentiostatische; Cottrell'sche Gleichung; Cytochrom C-Dipolmoment ca. 234 Debye (D);

Dämpfung (mechanisch, hydraulisch, pneumatisch, elektrisch); Dämpfungsverhalten von Körper(meß)pfaden; Dämpfungsverzerrung (frequenzabhängige elektrische Dämpfung); Debye-Abschirmung; Debye-Clausius-Mosotti-Gleichung (1912, verknüpft Dielektrizitätszahl mit Polarisierbarkeit und Dipolmoment); Debye-Hückel-Grenzgesetz; Debye-Hückel-Radius (ca. 1 nm); Debye-Hückel-Theorie; Debye-Milner'sche Theorie starker Elektrolyte; Defibrillator, Grundlagen und Einzelheiten; Dekametrie; Demodulation, -smöglichkeiten; Depolarisation; Depolymerisation; Dichtemodulierter Ionenstrom; Dielektrische Implantate-Wirkung, passiv und/oder in Verbindung mit Elektrizität aus der Umwelt; Dielektrische Relaxationszeit; Dielektrisches Dekrement ε_0 - ε_∞;
Dielektrische Suszeptibilität $\chi = \varepsilon_r - 1$, wichtig für Polarisationsformel; Dielektrische Verlustleistung; Dielektrizitätszahl; Dielektrophorese, positive bzw. negative, G. Fuhr 1994; Diffuse Schicht, Gauy-Chapenna-Schicht; Diffusion; Diffusion, erleichterte; Diosmose; Dipole, elektrische; Dipolmomente für Proteinsuspensionen/Protein MG 13 ... 102 kg/mol betragen 125 ... 624 Debye (D); Disperse Systeme (mono-, poly-dispers); Dissoziationsgrad (schwache bzw. starke Elektrolyte); Dissoziierungsgradermittlungen von Nernst, Onsager, Davies, Fuoss/Kraus, Wien; Donnan-Gleichgewicht; DNS, elektrische Leitfähigkeit; Donnan-Potential; Donnan-Verteilung; Doppelschicht, elektrische; Doppelschicht, elektrochemische; Driftgeschwindigkeiten; Dromotropie (Beeinflussung der Leitungsgeschwindigkeit bei Reizleitung); Druck; Durchgriff (Elektronenröhren-Felder)-Analogie; Durchtrittsüberspannung; Dynamische Messung von U-I-Kennlinien (Hysteresis, Drift, Flattern);

Early-Effekt Analogie (Basisweite eines bipolaren Transistors); Ein-Elektron-Übergänge, führen zu Freien Radikalen, gekennzeichnet durch ein einzelnes, ungepaartes Elektron; Einfache Eiweißarten (Albumine, Globuline, Gluteline, Gerüsteiweiß), elektrisches Verhalten; "Eingeprägter Ladungstransport" (z. B. Blutströmung, ...); "Eingeprägter Strom"; "Eingeprägte Spannung"; Einphasige Katalyse, z. B. zwischen Gasen und Lösungen, Protonenkatalyse bei Estersynthese; Einschwingverhalten; Elektret; Elektrische Ausbreitungswege: Wellenwiderstands-Analogie bei körperspezifischer Ionenleitung; Elektrische Impedanz-Tomographie (EIT); Elektrische Ladungen: Ionen (positiv, negativ, einfach oder mehrfach geladen), Dipole (z. B. Wasser), Multipole (z. B. Proteine); Elektrische Leitfähigkeit, DIN EN 27888 (C8) 1993-11; Elektrisches Dipolmoment (z. B. Wassermolekül $6 \cdot 10$ hoch minus 30 Asm); Elektrische Synapsen: Direkte, ionenleitfähige Zell-Zell-Verbindungen zur Erregungsweiterleitung z. B. im glatten Muskel, Synzytiumstruktur, Konnexone, Nexus, der Ladungsträger-Strom fließt direkt über 'Gap junctions'; Elektrische Widerstands-Tomographie (ERT); z. B. Stromeinprägung und punktweise Messung von Spannungen; Elektrisch inhomogener Stoff-/Gewebe-Aufbau; Elektrizität-Definition; Elektrizitätshaushalt des Körpers; Elektrochemische Prozesse sind Grundlage der Induzierten Polarisation, IP (Schön, 1983); Elektrochemisches Äquivalent; Elektrochemisches Potential; Elektroden-Elektronentransfer; Elektroden-Reaktionen, Übergang von Körper zu äußerem Stromkreis; Elektrodermatometrie; Elektrodenreizqualitäten bei Galvanisation und monopolaren Impulsströmen: Anode ist reizschwächer, wirkt dämpfend und schmerzlindernd, Kathode ist reizstark, wirkt erregend; Elektrodiffusion; Elektrodynamik-Prinzipien (Elektronen-/Ionenleitung !), biologische Bedeutung und Analogien; Elektrofusion; Elektrogastrographie (EGG)-Prinzip; Elektrogener (=rheogener) Transport; Elektrokapillarkurve; Elektrokatalyse; Elektrokinetischer Effekt, strömende Medien wie Blut; Elektrokinetisches Potential; Elektrokinetische Wechselfeldeffekte: Zell- und Vesikeldeformation, Orientierung nichtsphärischer Zellen/Partikel/Moleküle, dielektrophoretische Translation in inhomogenen Wechselfeldern, dielektrophoretische Sammlung (Perlkettenbildung), Elektrorotation in rotierenden Feldern, Wanderwellendielektrophorese ("Linear-Elektrorotation"); Elektrokompetente Zellen; Elektrokortikogramm (ECoG)-Entstehungsmechanismus; Elektrolyt-Gleichrichter; Elektrolytische Raffination-Analogie; Elektrolytquellung (Analogie, Zusammenhang mit Austauschkapazität des Bodens); Elektrolyttheorie; Elektromagnetische Waffen, Wirkungsweise; Elektromechanische Kopplung (Herz: Aktionspotential $\rightarrow$ Intrazelluläre Ca^{2+}-Freisetzung $\rightarrow$ Aktivierung des kontraktilen Apparats. Erschlaffung infolge Ca^{2+}-Entfernung aus Myoplasma; Elektromotilität (Innenohr-Mechanismus); Elektronegativität; Elektronegativitätsdifferenz (0=reine Ionenbindung, $> 0...2$ = mehr oder weniger starke polare Atombindung, > 2 = Ionenbindung; Elektronenaffinität; Elektronendichte chemischer Systeme; Elektronengas; Elektronenleitung; Elektronenoptik-Prinzipien vs. Ionenoptik-Prinzipien; Elektronen-Paramagnetische Resonanz (EPR); Elektronenpolarisation (Verschiebung Elektronenhülle gegen Atomkern bei unpolaren Molekülen und Einzelatomen); Elektronen-Schalen; Elektronenschwankungen (Hüllenelektronen); Elektronenspin; Elektroneutraler Transport; Elektroneutralität im Serum (Summen der Kationen und Anionen gleich groß); Elektrookulogramm; Elektroorientierung (Wechselstrom, elektrokinetische Einzelzellmethode); Elektroosmose; Elektroosmotischer Fluß; Elektroosmotische Strömung in Kapillaren; Elektropherigraphie; elektrophil; Elektrophorer; Elektrophorese; Elektrophorese-Proteintrennung; Elektrophoretische Fokussierung; Elektrophoretische Kernresonanz; Elektrophoretische Mobilität; Elektroporation; Elektro-rheologische Flüssigkeiten (ERF); Elektrorotation; Elektrostatik-Prinzipien (Elektronen-/Ionenleitung !), biologische Bedeutung und Analogien; Elektrostimulation = antidrome Reizung der Nozizeptoren; Elektrostimulationsanalgesie, Grundlagen und Einzelheiten; Elektrotaxis; Elektrotetanus; Elektrotonische Hemmung; Elektrotonische Ströme (Nervensystem, synaptische Übertragung); Elektrotonisch = Übertragung von Erregungen innerhalb von und zwischen Zellen durch Ionenflüsse; Elektrotonus = Veränderung des Membranpotentials; Elektrounfall-Untersuchungen; Elektrovagogramm; Elektro-viskose Flüssigkeiten (EVF); Elektroviskosität; Elementarladung; Elementbildung (Metall um im Körper); Emulsionen, elektrisches Verhalten; Emulsionskolloide; EMVU-Frequenzbereiche: "Niederfrequenz"/NF < 100 kHz < "Hochfrequenz"/HF, weil bei NF Stromdichte, bei HF Energieeintrag in der Humanbiologie maßgebend ist; Enantiomere (elektrische Auswirkungen); Endergone Reaktion im Organismus (d. h. entgegen der Gleichgewichtslage); Endosmose; Endothel-Volumenbarriere zwischen Plasmaraum und Interstitium gegen Plasmawasserausstrom; Endozytose-Mechanismen (Pinozytose bzw. adsorptive Endozytose), Aufnahme von Extrazellulärflüssigkeit ins Zellinnere; Endplatten-Einzelkanalstrom (Impulse, etwa 1/ms, 2 ... 3 pA) an Motorischen Endplatten des Nerven-Muskel-Systems, Aktionspotential-Auslösung bei gleichzeitiger Aktion von ca. 200 000 Kanälen, Maximalstrom 400 nA im Verlauf von ca. 3 ms; Energieäquivalente der Physik; Energie-Definition und Maßeinheiten; Energiediagramme biochemischer Reaktionen; Energieeintrag in Körper durch Elektrizität/galvanische Verbindung von außen, Einfluß auf Leitfähigkeit; Energieeintrag in Körper durch Wärme (Leitung, Strahlung), Einfluß auf Leitfähigkeit; Energieverteilung auf molekulare/submolekulare Schwingungs-, Translations- und Rotations-Freiheitsgrade; Entladungskurven (Batterien, batterieähnliche Gebilde, Kapazitäten, kapazitätsähnliche Gebilde); Entropie (=Maß für molekulare Ordnung); Entsalzen; Enzymatische Aktivität (Katal); Enzyme/Fermente, bewirken fast isotherme Reaktionsführung; Enzymkategorien (Hydrolyse, Atomgruppentransfer, Oxidation und Reduktion, Isomerie, Kondensation); Enzymwirkung; Ephapse (Nervenisolations-Defekt); Epidermis-Potentialmuster, körpereigen, zeitlich veränderlich, Fußsohlen-bezogen; Ersatzschaltbilder (elektrische Nachbildungen); Esakidiodenprinzip-Analogie; Exergone Reaktion im Organismus, d. h. in Richtung der chemischen Gleichgewichtslage; Exosmose; Extrazelluläres Widerstandsverhalten; Extrazellulärraum (ECR), unterteilt in Intravasalraum, Interstitium, transzelluläre Räume; Extrazellulärraum-Frequenz (1 kHz); Exzitatorisches postsynaptisches Potential (EPSC) am Axonhügel von Nervenzellen durch Kationeneinstrom (Na^+, Ca^{2+});

Fadenmoleküle (Polysaccharide, Homoglykane); Fåhraeus-Lindqvist-Effekt; Faraday-Konstante; Faraday´sches Gesetz; Fasern, erregt: Innen negativ, außen positiv; Fasern, unerregt: Innen positiv, außen negativ; Faszikulationspotentiale; Feldänderungs-Fortpflanzung; Feldeffekttransistor-Analogie; Feldionenmikroskop-Prinzip; Feldstärkeeffekt von Wien; Fermionen; FET-Prinzip; Fibrillationspotentiale; Fick´sche Diffusionsgesetze; Filter, Filterung (elektrisch), Prinzipien; Fließgleichgewicht; Flüssigkeitswiderstand/Anlasserwiderstand-Prinzipien (Wasser plus ca. 10% Natriumkarbonat bzw. Kaliumkarbonat plus ...); Flüssigkristalle; Flux, diffusionsbedinger Stofftransport in Richtung eines Konzentrationsgefälles; Formfaktor (bei Spannungswerten, in der Technik, bei Elektronenleitung); Formierung; Fotogeneration; Fourier-Analyse; Fraktionelle Membranleitfähigkeit; Freie Radikale-Anzahl; Freie Radikale, Lebensdauer um 1/1000 s, sind Stoffwechselreaktionsprodukte und stark reaktionsfähig; Frequenzabhängigkeit der elektrischen Eigenschaften makromolekularer Suspensionen; Frequenzabhängigkeit von Ladungsbewegungen/Strom; Frequenzfaktor (=Verhältnis der Schwellenwerte Wahrnehmbarkeit, Loslassen und Flimmern für die jeweilige physiologische Wirkung bei einer Frequenz, bezogen auf 50 Hz), größer als 1; Frequenzspektroskopie; Fritten; Frittspannung; Frittstrom; FTIR-Spektrometer (Ionenleitfähigkeit im Bereich Fernes Infrarot); Fußschweißmessung, Prinzip; Fußsohlen, natürliche Erdungspunkte, Nullpotential-Punkte;

Galvanische Polarisation; Gefäß-Dilatation, Bedeutung für die elektrischen Eigenschaften/Leitfähigkeit; Gefäß-Kontraktion, Bedeutung für die elektrischen Eigenschaften/Leitfähigkeit; Gegenstrom-Elektrophorese in Humanbiologie; Gegenstrom-Ionophorese in Humanbiologie; Gehirn-Netzwerk aus ca. 10 hoch 10 Neuronen; Gel; Geschwindigkeitsgesteuerte Laufzeitröhren-Prinzip; Gewebeverbrennungs-Stromdichte ab ca. 7 W/qcm; Gifte, elektrophysiologische Wirkung; Gitterschwingung-Analogie; Gleichgewichtskonstante bei Ionenreaktionen; Gleichstrom-Leitfähigkeit Körper(bestandteile); Glukokortikoide-Einfluß auf Elektrolytstoffwechsel, Körperwiderstand (sinkt dauerhaft ?!); Glykokalix, Zellmembran-Außenanlegeplatz für Moleküle, Feldverhältnisse; Grenzflächenphänomene; Grenzleitfähigkeit; Grenzschichtimpedanz (Elektrodenübergangsimpedanz); Grenzwert (mathematisch, physikalisch); Grotthus-Draper-Prinzip der Biophysik (Energieabsorption); Gruppenlaufzeit; Gyromagnetischer Effekt;

Haldane-Effekt (H^+-Freisetzung durch Reoxigenierung in Lungenkapillaren); Handschweißmeßgeräte, Prinzip; Harmonische Schwingung (=Sinusschwingung); Hauptsätze der Thermodynamik; Hautimpedanz, hauptsächlich im Stratum corneum, für f < 0,1 Hz fast reell; Hautkapazität; Haut-Kontakt, elektrochemische Vorgänge; Hautwiderstandserhöhung nach: Parasympathikomimetischer oder pharmakologischer Reizung und/oder sympathikolytischem Reiz; Hautwiderstandsverringerung nach: Sympathikomimetischen Reizen und/oder parasympathikolytischen Reizen bzw. Erschrecken; HCO_3-Ionen (Bikarbonat); Helmholtz´sche Doppelschicht; Henderson-Hasselbalch-Gleichung; Herzaktionspotentiale, EKG-Grundlage: Zeitlich und örtlich unterschiedliche elektrische Erregungsausbreitung; Herz-Erregungsleitungssystem und Funktion; Herz-Ionenströme, Grundlage des Magnetkardiogramms (MKG); heteroelektrische Proteinmolekül-Zustände; Heterogene (=mehrphasige) Katalyse; Hin- und rücklaufende Wellen, Hittorf´sche Überführungszahlen; Hoffmeister´sche Reihe (Diffusionsgeschwindigkeiten); Homogene (=einphasige) Katalyse; Hull-Zelle (Elektrolytuntersuchungen); Hydrationen-Anzahl bei Kationen; Hyperosmolal; Hyperthermie-Einfluß auf Leitfähigkeit; Hypokaliämie, Körperelektrolytstörung durch K-Pegelerniedrigung, Zusammenhang mit U-Welle des EKG; Hypo-Osmolal; Hysterese (chemisch, sek. Verfestigung von Kolloiden, Alterungsprozeß); Hysterese (Kardiologie, Verlängerung der relativen QT-Dauer im EKG);

Impedanz (in Technik, in Biologie); Impedanzkardiographie; Impedanzstern als elektrisches Ersatzbild eines Körper(gewebe)-Volumenelements (Voxel); Impedanztomographie; Impedanzwandlung (Schall-Leitung Ohr); Impulslaufzeit; Impulse, natürliche; Impulsprüfung; Impulsübertragungsverhalten von Körpermeßpfaden; Impulsverzerrung; Induzierte Polarisation (IP); Influenz; Infrarot-Einfluß auf Leitfähigkeit; Inhibitoren (Enzyme); Inhibitoren-Stimulation; Innenohrpotentiale (Bestandspotential, endokochleares Potential); Interpartikuläre Abstoßungskräfte geladener Teilchen, wirkt Aggregation entgegen (Zeta-Potential); Interpolationsverfahren; Interstitium-Ionenkonzentration; Interstitium-Leitfähigkeit; Interzellularraumbreite meist um 15 µm, wesentlich geringerer Widerstand als Zellmembranen; Intramolekulare Coulombfelder, 10 hoch 6 bis 10 hoch 8 V/cm; Intrazellulärer transmembranaler Transport; Intrazelluläres Widerstandsverhalten; Intrazelluläre Transportprozesse; Intrazellulärraum (ICR); in vivo-Ermittlung von Ladungsträgern; Ionale Leitfähigkeit im Körper; Ionen; Ionenaustausch; Ionenaustauscher-Begriffe DIN 54400; Ionenaustauschkapazität; Ionendichte im Elektrolyten; Ionen-Dominanz im Interstitium: Na^+ und CL^-; Ionen-Dominanz im Zytosol/Zytoplasma: K^+ und Proteine⁻ sowie anorganische Phosphate⁻; Ionenelektrode 1. Art: Metall/wäßrige Metallsalzlösung; Ionenelektrode 2. Art: Silber/Silberchlorid-wäßrige Kaliumchlorid-Lösung; Ionenfalle-Prinzip; Ionengleichgewichtsverschiebungen; Ionen-Hydrathülle; Ionenkanaltypen; Ionenleitfähigkeits-Frequenzbereich; Ionen-Migrations-Konzept; Ionenoptik-Prinzipien; Ionenpolarisation; Ionenpumpen (ATPasen); Ionen-Resonanz; Ionenresonanz-Spektralanalyse; Ionenselektive Elektroden; Ionenselektive Leitungswege/Kapillaren; Ionenselektive Membran(en); Ionenselektive Membranleitfähigkeit, z. B. in Verbindung mit dem Inhibitorischen Postsynaptischen Potential (IPSP) bei der synaptischen Übertragung; Ionenselektive Stromleitung (Membranen, Elektroden/ISE); Ionensortenspezifische elektrische Meßwerte; Ionensortenspezifische Kapazität; Ionensortenspezifischer Ladungstransport; Ionenspezifische Resonanz; Ionenstärke; Ionentriebwerkprinzip-Umkehrung; Ionisationspotential; Ionisierende Strahlung; Ionisierungsarbeit; Ionogramme; Ionophorese; Iontophorese; Isoelektrische Ionen: Ionendurchmesser steigt von Kationen zu Anionen hin, $Ca^{2+} < K^+ < Cl^- < S^{2-}$ mit Ionenradius $1,14 < 1,52 < 1,61 < 1,70$ Angström; Isoelektrischer Punkt; Isoelektrisches EEG (Hypotemperatur); Iso-osmolal; Isotonisch; Isotopen; Isotopengemische;

Jitter (Nervenerregungsimpuls-Folgen als divergierende Aktionspotentiale, Einzelfasermyographie);

Kalium, chemisches Element, einwertiges Alkalimetall, wichtiger Elektrolyt und Hauptkation im Intrazellularraum, vor allem Mitochondrien und Ribosomen, wichtig für zelluläres Ruhepotential/Membranpotential, bei Übergang von Atom in positives Ion wird Teilchendurchmesser deutlich kleiner (!), da Wegfall einer Elektronenschale und geringere Abschirmung der Kernladung, Kation K^+ hat 4 Hydrationen: Kalium-Natrium-Antagonismus, entgegengesetzte Wirkung, hier: Reziproke Beziehungen zwischen Aufnahme/Abgabe von Natrium/Kalium; Kampfstoffe, B und C, elektrophysiologische Wirkung; Kapazitätsdiode (Varaktor-), biologische Analogie; Kapazitätssteuerung durch Spannung, biologische Analogien zur Technik; Kapillarverhalte; Kapillarelektrophorese; katabol; Katal (Enzymatische Aktivität); Katalytische Aktivität (kat), Einfluß auf Leitfähigkeit; Kataphorese; Katelektrotonus (= lokale Depolarisation unter Kathode). Erregbarkeit und Erregungsausbreitung gesteigert/beschleunigt; Kathodenunterseite Hautelektrode: Lösung basisch; Kationen; Kationenaustausch(er); Kationenaustauscherblut (Lagerungsdauer ca. 5 Tage, ohne Stabilisator, nicht toxisch, nicht sauer, besonders geeignet für Austausch- und Massivtransfusionen); Kationen-Überführungszahl; Kernresonanz; Kernspinspektroskopie; Kinetik elektrochemischer Prozesse; Kirchhoff'sche Sätze; Knochen-"Piezoeffekt": Protein-/Kollagen-Moleküle; Koagulation; Koagulations-Bedingungen; Koagulations-Nekrose (= Verätzung unter Anode, festes Gewebe, Haut trocknet etwas aus); Koazervate; Koazervationsmechanismus; Kochlea-Elektrolytverteilung; Kohlenstoffatom-Kettenbildungseigenschaft; Kohlenstoffatom- und Wassermolekül-Eigenschaften bilden die Grundlage lebender Systeme; Kohlrausch-Gesetz; Kolliquationsnekrose (= Verätzung unter Kathode, Gewebe "flüssig"); Kolloide; Kolloidosmotische Effekte; Komplex-Ion(en); Konduktometrie; Konformationsänderung von Enzym, durch Substratmolekül bewirkt, das dann noch fester vom aktiven Zentrum umschlossen wird; Konforme Abbildung; Konforme "elektrische Abbildung"; Konjugierte Systeme: Elektronen im Molekül sind über eine weitere Entfernung als eine Bindung frei beweglich; Konnexone (für Ionen wie Ca^{2+} und organische Stoffe); Konstitutionstyp, Zuordnung durch Messung elektrischer Kennwerte und Reaktionen (z. B. Leitfähigkeit,...); Kontaktallergie, elektrische Vorgänge (Reaktion des Immunsystems); Kontakt, energetische Vorgänge; Kontakt-Ladungsträger-Austausch; Kontaktspannung; Kontaktübergangswiderstand; Konzentration; Konzentration, Bedeutung für elektrische Eigenschaften/Parameter; Konzentrationsabhängige elektrische Leitfähigkeit; Koordinierungszahl; Körper-Erdungspunkte: Fußsohlen; Körpererwärmung (Sauna, Hyperthermie, ...), elektrische Effekte; Körpertemperatur-Entstehungsmechanismen (Mikrokosmos-Betrachtung);

Körpertemperaturmuster und Wärmeflüsse in Mikro- und Makro-Betrachtung; Körperunterkühlung (Kryotherapie, ...), elektrische Effekte; Korrelationsrechnung; Korrosions-Analogie; Kortikale Ionenströme, Grundlage des Magnetenzephalogramms (MEG); Kriechströme (biol.); Ladekurven (siehe Entladungskurven);

Ladungsänderung-Fortpflanzung; Ladungs-Gradient; Ladungsträger-Gradient; Längsdurchflutung (z. B. Stanger-Bad);; Längsrelaxation T_1 der Protonen des Blutserums; Lawineneffekt (Avalanche-E.); Leistungsaufnahme; Leiter erster/zweiter Ordnung; Leitfähigkeitsgradient; Leitfähigkeitsmaxima von Lösungen; Leitfähigkeitsmechanismus; Leitfähigkeits-Spektralanalyse; Leitfähigkeits-Spektroskopie; Leitfähigkeits-Sprünge; Leitfähigkeits-Tensor; Leitfähigkeitstheorie nach Debye, Hückel, Onsager, Falkenhagen; Leitfähigkeitszunahme mit Temperatur ca. 2% je grd. K; Leitfähigkeit von Ionen-Dipol-Lösungen; Leitwert beziehungsweise Ladungsmengentransport/s, Soffwechselabhängigkeit; Leitwert, Blutdruckabhängigkeit wegen Druck, Leitungsquerschnitt und -Volumen; Leitwert, komplexer; Leuchtdichte (Hautoberfläche, Ladungsträgerbeeinflussung); Lichteinfluß auf Leitfähigkeit (vgl. Fotowiderstand- bzw. Fotozellen-Prinzip); Lipidperoxide: Erhöhtes Dipolmoment, erheblich polar, verringern elektrischen Membranwiderstand; Lissajous-Figuren bzw. -Kurven; Löcherleitung-Analogie; Longitudinale Tubuli (=sarkoplasmatisches Retikulum), Muskelzelle/-faser quergestreift: Reservoir für Ca^{2+}-Ionen; Lügendetektor-Prinzip (Hautwiderstandsveränderungen); Lymphe, elektrische Eigenschaften;

Magnetkardiogramm-Entstehung (Stromfluß-Typ); Magnetochemie-Analogien; Magnetotaxis; Majoritätsträger-Analogie; Makromoleküle (Polysaccharide, Eiweiße,...), elektrische Eigenschaften; Markscheide, Myelinscheide, elektrische Isolation; Massenwirkungsgesetz von Guldberg und Waage; Mathematisches Modell (elektrischer Vorgänge); Maxwellsche Gleichungen auf Körper angewendet, Konvektionsstrom i_k z. B. durch Ionen, als Zusatz zur Differentialform der Maxwellschen Gleichungen, rot $H = \partial D / \partial t + i + i_k$; Maxwellsche Theorie mit Verknüpfungsgleichungen, zu denen bei Elektrolyten mit örtlich veränderlicher Konzentration u. a. eine "Eingeprägte elektrische Kraft E_e" hinzugefügt werden muß; Mehrphasige Katalyse, z. B. an Phasengrenzen; Membranabbau-Reaktionen; Membrandispersion, Bereich ca. 20 kHz ... 2 MHz; Membranleitfähigkeit; Membranpermeabilitäts-Steuerung; Membranpotential(e) der glatten Muskulatur (häufig instabil, rhythmische Änderung mit 0,05 ... 0,25 Hz; Membrantheorie der Nervenerregung; Membran-Transportproteine der Gruppe TRP-Kanäle (Makromoleküle mit Q_{10}-Koeffizient); Membranvielfach; Metall-Enzym; Metallimplantate-Wirkung, passiv und/oder in Verbindung mit Elektrizität aus der Umwelt; Metall-Kationen (Flammenfärbung !); Metastabile Stoffe im Körper; Michaelis-Menten-Gleichung; Mikrofonie-Effekt; Minoritätsträger-Analogie; Mischpotentialbildung; Modulationsarten; Modulation von Feldern, Spannungen, Ladungstransport, Strömen; Molalität (entscheidend für chemische Reaktionen, biophysikalische Vorgänge, biologische Vorgänge); Molekulare Dispersionen (Debye-D.); Molekulargewicht; Molekularverstärker-Prinzip; Molekülgeometrie bei Enzym-Substrat-Reaktion, Schlüssel-Schloß-Prinzip: Ausrichtung entspricht optimaler Überlappung der Molekülorbitale zwecks raschen Elektronenaustauschs und Knüpfung neuer Bindungen; Molekülgröße; Molekülkristalle-Bindung, Dipol-Coulombkräfte; Molekül-Orbital-Theorie; Molekülresonanzen; Molekülsieb-Prinzip; Molekülsiebeffekt; Molekülspektren; Molekülstruktur; monovalente Kationen; Muskeln, Ca^{2+}-Schalter: Glatter Muskel, Calmodulin bzw. Caldesmon/ Herz-M. Troponin/ Quergestreifter Skelettmuskel Troponin; Muskeln, elektrische Kopplung: Glatter Muskel zum Teil/Single Unit Typ umfassend/Herz-M. mit funktionellem Synzytium/Quergestreifter Skelettmuskel: ohne; Muskelkontraktion, Bedeutung für die elektrischen Eigenschaften (Leitfähigkeit, ...); Myelinscheide, elektrischer Isolationsmantel von Nervenzellen;

Nachwirkungszeiten, z. B. Regelkreise; Nahrungs-Ionensortengehalt; Nahrungs-Leitfähigkeit; Natrium: Einwertiges Alkalimetall, wichtigstes Kation des Extrazellularraumes, wesentlich für Osmose, Konzentrationsunterschiede durch "Aktiven Transport", extrazellulär hoch, intrazellulär niedrig, entscheidend für Membranpotential, Na+ hat 5 Hydrationen, dabei nur K- und L-Elektronenschalen (jeweils voll besetzt); Negativcharakteristik von Strom-Spannungs-Kurven di/dE < 0 als Voraussetzung für periodische elektrische Schwingungen; Nekrosegefahr von Zellen bei Strömen über 30 μA (R. Bach, 1988); Nernst-Impedanz; Nernst´sche Theorie-Heterogene Ionengleichgewichte; Nernst-Thomson-Regel (elektrolyt. Dissoziation gemäß Dielektrizitätszahl des Lösungsmittels); Nervenleitungsgeschwindigkeit, NLG, Typ A (dick/schnell), B und C (dünn/langsam); Nervenprozeß-Frequenzen ca. 0,1 ... 150 Hz; Nervenreizschwelle, elektrisch; Netto-Ionenstrom; Neuronenoszillatoren; Neurotransmitter-Ionenleitfähigkeit im ZS, 17 verschiedene Transmitter mit Na^+, K^+, Ca^{2+}, Cl^-; Neutralpunkt; Nexus; Nichtperiodische Funktionen (z. B. Spannungs-

/Stromverläufe: Amplituden-, Phasen-, Polaritäts-, Ladungsträger-Spektrum; n-Leitung-Analogie; Nullstrompotential (Hinweis auf stromtragende Ionenart in Zellphysiologie);

Oberflächen-Impedanz; Oberflächen-Potential (Nernst-Potential); Offenwahrscheinlichkeit (Membran); Ohm´sches Gesetz; Onkotischer Druck; Opfer-Elektrode-Prinzip; Optimalfilterung (Systemtheorie); Organische Anionencarrier; Organische Kationencarrier; Orientierungspolarisation; Ortskurve Hautimpedanz, nichtlinearer Levenberg-Marquardt-Algorithmus zur Parameterbestimmung durch Kurvenanpassung; Osmolalität; Osmolarität; Osmose-Gesetze; Osmotische Koeffizienten; Osmotischer Gradient; Ostwald´sches Verdünnungsgesetz; Oszillierende Reaktionen/B-Z-Reaktion; Oxidation; Oxidations-Reduktions-Normalpotentiale;

Parachor (Fluid-Molvolumen...); Parametrische Verstärker, Prinzipien, biologische Analogien; Parasympathikus-Reizung, elektrisch; Parazellulärer Ladungstransport; Parazellulärer Transportmechanismus (z. B. kationenspezifisch); Periodische Erscheinungen, intern und extern, mit Einfluß auf Leitfähigkeit/Körperelektrizität; Periodizität; Perkolation (im elektrotechnischen Sinn); Permeationsgeschwindigkeit (Membrandurchtritt); pH-abhängiges amphoteres Verhalten; Phasengrenzflächen; Phasenlaufzeit; Phasenumkehr-Leitfähigkeitssprung bei Emulsionen; Phasenumkehrtemperatur-Mechanismus, Leitfähigkeitsänderung; Phasenwinkelbeeinflussung, technischer Wirkungsmechanismus, biologischer Wirkungsmechanismus; Phasenwinkel-Spektralanalyse; Phasenwinkel, techische Definition/Aussage und biologische Bedeutung; Phasenwinkel-Temperaturgang; Phasenwinkelveränderung, technische Definition/Aussage und biologische Bedeutung; Phononen; Photonen; pH der Zelle: Stets Anionen; pH-Messung, DIN 19260 und 19261; pH-Wert; Physikalische Effekte; Piccoli-Vektordiagramm (X_C über R, normiert auf Körpergröße); Piezoelektrizität-Prinzip (Zähne !); pK-Wert (negativer dekadischer Logarithmus der Dissoziationskonstanten K_a einer Säure bzw. K_b einer Lauge); Planck´sches Wirkungsquantum; Plasmaosmolalität; p-Leitung-Analogie; Polare Flüssigkeiten, dielektrisches Verhalten; Polare Stoffe; Polare Zellen, Unterschiede zwischen apikaler/Außen-Membran und basolateraler/Blutseite-Membran, jeweils anderer Satz von Transportproteinen; Polarisation; Polarisation-Frequenzabhängigkeit entsteht durch Diffusionsprozesse im Kanälchen-/Poren-Raum (wegen Porenraumstruktur), sie ist Schlüsselgröße im Schleimhautbereich < im Epidermis- plus Gewebe-Bereich; Polarisationsarten (Durchtritts-, Diffusions-, Reaktions-, Widerstandspolarisation); Polarisations-Beschreibungsmodelle: Kapillares Netzwerkmodell (Klitsch, Leipzig, 2004), Polarisation (Relaxationsfrequenz) wird durch Kanälchen-/Porenlänge bestimmt, auch Kozeny-Carman-Modell; Polarisationseffekt-Voraussetzungen in "porösen" Medien sind Oberflächenladungen der Feststoffmatrix (=Entstehung der elektrischen Doppelschicht) sowie unterschiedliche Porendurchmesser, damit es bedingt durch Ionentransportdifferenzen in Kanälchen/Poren zu einer Akkumulation von Ladungen an Porengrenzen kommen kann; Polarisationserscheinung: Durch Ionentransportdifferenzen in Kanälchen/Poren, die auf erhöhte Konzentration bestimmter Ionen innerhalb der elektrischen Doppelschicht zurückzuführen ist; Polarisationsformel, $P = \varepsilon_0 \cdot \chi \cdot E$ verknüpft Polarisation, Dielektrische Suszeptibilität, Elektrische Feldstärke und Absolute Dielektrizitätskonstante, Vektorgröße; und Polarisationsmaß: Phasenwinkel, Imaginärteil von Leitfähigkeit; Polarisationsmechanismus: In großen und kleinen zeitvariablen Poren/Kanälen sind unterschiedlich viele Kationen und Anionen am Leitungsprozeß beteiligt, wodurch Ladungsträger an den Grenzen zwischen diesen Poren akkumuliert bzw. bei Grenzflächen abgebaut werden; Polarisations-Phänomene sind mit Massenträgheitskräften und Reibungskräften verbunden; Polarisations-Ursachen sind a) Elektrolytische Leitung als Funktion von Kanälchenraum/Porenraum-Eigenschaften b) Grenzflächenleitfähigkeit, Doppelschicht/Mehrfachschicht an Phasengrenze zwischen Kanälchen-/Poren-Fluid und Zellenmatrix; Polarisierbarer Boden, Analogie; Polar: Molekül als Ganzes zwar ungeladen, aber trotzdem ungleichmäßige Ladungsverteilung aufweisend; Polyanionen; Polymerisation; Potentiometrie; Primär-aktiver Transport (ATPasen); Primärspeichel-Elektrolytzusammensetzung; Proteindynamik; Proteinmolekülgröße; Proton(en); Protonenabgabe (Säuren in wäßriger Lösung); Protonenkonzentration; Protonenpumpe; Protonenpumpenhemmer; Protonenresonanz; Psychogalvanischer Reflex, Wirkungsmechanismus; Puffer, Pufferung; Pufferungskurve, graphische Darstellung eines Konzentrationsverhältnisses von Puffersäure/Pufferbase; Pyroelektrizität-Prinzip;

Quanten; Quantenelektrodynamik (QED); Quantenmechanik (=Individualereignisse spezifischer Energie, NICHT: Längerzeitbetrachtungen oder "Effektivwertebetrachtung über der Zeit"); Quantensprünge/Kurzzeitimpuls-Phänomene; Quellen (elektrischer Ladungen); Quellenfreiheit (Theorie der Elektrizität); Quellverhalten von Membranen; Querdurchflutung (z. B. Stanger-Bad);

Radikal: Stabile Atomgruppe charakteristischer Struktur innerhalb eines Moleküls, die bei chemischen Umsetzungen/Stoffwechsel erhalten bleibt; Radikalfänger (Scavenger), elektrische Wirkung; Randles-Sevcik-Gleichung; Raoult´sches Gesetz; Raumladung; Raumladungsdichte; Raumladungsdichte-Beeinflussung/-Steuerung; Raumladungsschwingungen; Raumladungssteuerung durch Spannung u. a.; Raumladungsverteilungen in verschiedenen Medien; Rauschanalyse; Rauschanteile; Rauschen; Rauschleistung; Rauschspektrum; Reaktionsenthalpie; Reaktionsfreudigkeit (bio-)chemisch; Reaktionskaskaden (-Beeinflussung); Redoxpotential; Redoxsystem; Reduktion; Redundanz; Reflex(e); Reflexbahnung; Reflexbogen, Ionenbeteiligung; Reflexion; Reflex-Zeitkonstanten (Ansprechzeit, Totzeit, Regelungszeit usw.); Refraktärzeit (erregbarer Membranen); Regelkreis (Regulation); Regelungsverhalten Körper und Körperteile: Übertragungsfunktionen, Sprungfunktionen-Reaktion, Frequenzverhalten, Phasenverhalten, Dämpfungsverhalten; Reibungselektrizität-Prinzip; Relative Dielektrizitätszahl (ε_r); Relaxationszeit (Protonenresonanz); Repolarisation (Zellen); Resistogramm; Resonanz (mechanisch, hydraulisch, pneumatisch, elektrisch); Rheobase; Rheologie; Rhythmen (z. B. Nierenfunktion, endogene Regelkreise, Cortisol-Ausschüttung, ... und elektrische Folgen); Rhythmus, circadianer, elektrische Erscheinungen; Riesenmoleküle; Rousselot-Zelle (Elektrolytuntersuchung); Ruhemembranpotential, zelltypabhängig, 50 ... 100 mV, Zellinneres negativ, beeinflußt makroskopische Leitfähigkeit;

Saltatorische Leitung; Sankey-Diagramm Nahrungsenergieumwandlung, Körperenergieverteilung; Säurealteration; Säure-Basen-Gleichgewicht im Blut; Säure-Basen-Haushalt; Säure-Basen-Haushalt-Kenngröße: pH, pCO_2, Standardbicarbonat, Basenüberschuß; Säurerest (=Anion einer Säure, z. B. SO_4^{2-}); Säurestärke; Schallwandler-Prinzipien; Scheinleistung, Voltampere, VA, technische Definition, biologische Bedeutung; Schleimhaut-Leitung; Schwankungstheorie (Aussagen über Verteilung von Schwankungen durch Angabe der Wahrscheinlichkeitsdichte einer beliebigen Schwankung); Schwebungen; Schwerionen; Sekundär-aktiver Transport (Carrier); Sekundärspeichel-Elektrolytzusammensetzung; Selektive Membran; Senken (elektrischer Ladungen); Separator (=Trennschicht, teilpermeabel); Signal-Laufzeiten (Gruppen- und Phasenlaufzeiten); Simulation (elektrischer Vorgänge), SIP = Spektrale induzierte Polarisation; Skleroproteine (unlöslich, langgestreckt); Sol; Soliton-Welle; Solvatationszahl; Solvat, Solvathülle von Ionen; Somatosensibel evozierte Potentiale (SEP)-Mechanismus; Spannungsabhängiger Widerstand (VDR); Spannungs-Definition; Spannungsentstehung im Körper; Spannungsgesteuerte Na^+-Kanäle lösen Muskelaktionspotentiale und somit Muskelzuckungen aus, wenn nervenverursachte Endplattenpotentiale (EPP) an einer Motorischen Endplatte zu nervenverursachten Endplattenströmen führen (100 ...200 Quanten, Maximalstrom 400 nA im Verlauf von ca. 3 ms); Spannungskurve-Stromkurve-Zusammenhang; Spannungsrichtige Messung (Durchlaßbereich); Spannungswert, Formfaktor F, technische Definition, biologische Bedeutung; Spannungswert, Scheitelfaktor S, technische Definition, biologische Bedeutung; Spannungs-Zeit-Verläufe, Mittelwert-Definitionen; Speichelelektrolyte: Na^+, Cl^-, HCO_3^-, K^+; Speichelflußmengenabhängige Speichelelektrolytzusammensetzung; Spektrale Induzierte Polarisation (SIP); Sphäroproteine (löslich, sphärische Moleküle); Spin-Spin-Kopplung; SQUID zum Nachweis von bewegten, körpereigenen, vorzeichengleichen elektrischen Ladungen oder gegenläufigen Ladungen, bei denen ein Vorzeichen überwiegt, via deren Magnetfeld (Größenordnungen pT, fT); Sterische Orientierung von Biomolekülen (niedrige Aktivierungsenergie); Stern-Schicht (Schicht aus adsorbierten Wassermolekülen und Kationen); Stimulation (biol.); Stochastische Resonanz; Stoffwechsel; Stoffwechselgrundumsatz im menschlichen Gewebe, Größenordnung 1 W/kg; Streß-Gen HSP 70-Expression; Stoffwechseltyp (Kohlenhydrat-, Eiweiß-T.), elektrische Kenngrößen; Stromabhängiger Widerstand; Stromausbeute; Strömchentheorie der Erregungsleitung; Stromdichte bei Galvanisation und monopolaren Impulsströmen von 0 ... ca. 1000 Hz < 0,1 mA/qcm, wg. Verätzung; Stromdichte/Ladungsträger-Dichten; Stromdichten-Basisgrenzwerte für Bevölkerung und berufliche Exposition durch zeitlich veränderliche elektrische Felder; Stromdichte-Potentialkurven für Elektrodenvorgänge; Stromdichteverteilung im Körper; Stromfluß, endogen, durch vorzeichengleiche Ladungen und unidirektionale Ladungsbewegungen; Stromfluß, endogen, durch vorzeichenverschiedene Ladungen und gegenläufige Ladungsbewegungen; Stromoszillationen durch zeitlich veränderliche Konzentrationsvorgänge in Elektrolyten bei Passivierungs- und Aktivierungsvorgängen; Stromrichtige Messung (Sperrbereich); Stromstärke-Definition (!); Strömungspotentiale (z. B. Salzlösung durch Kapillare mit Wandladungen); Stromverdrängung; Stromverzweigung (Ladungsträgerweg-...); Strom-Zeit-Verläufe, Mittelwert-Definitionen; Strukturdispersioen (Maxwell-Wagner-Dispersionen) dominieren Frequenzverhalten biologischer Materialien; Strukturformeln; Subkutane Gewebeimpedanz bei pA-Strömen reell, um 48 Ohm; Suspensionen; Suspensionskolloide; Sympathikus-Reizung, elektrisch; Symport (Transportrichtung); Synapsen-Diodenfunktion; Synaptischer Spalt-Leitfähigkeitsimpuls; Synovia, Synovialflüssigkeit, elektrische Eigenschaften; Synzytium

(=elektrischer und metabolischer Verbund von bestimmten Zellen; Zellenverband); Systemanalyse-Analogien; Systemtheorie der Schaltvorgänge;

Tafelsche Gleichung, stromdichteabhängige Durchtrittsüberspannung bei Elektrodenpolarisation; Teilchenstatistiken; Temperatureinfluß (auf Leitfähigkeit, Impedanz, ...); Tensor der Dielektrizitätszahl; Tensor der Leitfähigkeit; Termschema freier Atome; Theorie der elektrischen Netzwerke; Thermisches Rauschen-Energie bei 37 grd C: 0,026 eV; Thermodynamik reversibler Prozesse; Thermodynamische Grundlagen; Thermoelektrischer Effekt in Mikrokosmos-Betrachtung; Thermoelektrizität-Prinzip; Thyristorprinzip-Analogie (Mehrfachschichten); Titer, Titration; Elektrische Analogien; Tortuosität, Analogie; Transepithelialer Ladungstransport; Transistorprinzip-Analogie; Transmembraler Transport; Transportprotein ("Carrier", Membrantransport); Transzellulärer Ladungstransport; Transzellulärer Transportmechanismus; Transzytose, Mechanismus zur Überwindung der Endothel-Barriere (Gefäßwände); Triac/Symistorprinzip-Analogie; Triftröhren-Prinzip; Tunnel-Effekt; Tunneldiode-Prinzip; Typenlehre, Zuordnung durch Messung elektrischer Kennwerte und Reaktionen (z. B. Leitfähigkeit, ...), auch im dynamischen/transienten Verhalten;

Übergangszustand (angeregter Übergangszustand) für biochemische Umsetzungen mit niedriger Aktivierungsenergie; Ultrafiltration; Ultrafiltrationskoeffizient; Ultraviolett-Einfluß auf Leitfähigkeit; Umkehrosmose; Umladungszeit; URDOX-Widerstand-Prinzip;

Vagus-Reizung, elektrisch; Valenzelektronen bestimmen (bio-)chemisches Atomverhalten; van´t-Hoff´sche Gleichungen; Varaktor-Prinzip und biologische Analogie; Varistor (VDR), Prinzip und biologische Analogie; Vektorielle Addition; Verdünnung, Bedeutung für die elektrischen Eigenschaften; Verkettete Spannungen; Verletzungspotentiale, makroskopische und mikroskopische, innen und außen; Verteilungsdichtefunktion von Ladungsträgern; Verzerrung; Verzögerungszeiten, z. B. Regelkreise; Vesikel-Acetylcholinmoleküle-Inhalt (=Ladungsmengen, Stromimpulse); Vigilanz = wacher, aufmerksamer, reaktionsbereiter Zustand, Zusammenhang mit körperelektrischen Erscheinungen, z. B. EEG; Viskosität und Elektrizität;

Walden´sche Regel; Wanderfeldröhren-Prinzip (z. B. Nervenimpulse); Wanderwellenentstehung-Prinzip; Wandladungen der Interzellularspalten; Warburg-Impedanz; Wärmeeinfluß auf Leitfähigkeit; Wasserdämpfung bei Biomolekül-Bewegung; Wasserleitfähigkeit, elektrisch, Ionen; Wassermolekül-Dipolcharakter; Wasserstoffionenkonzentration im Extrazellulärraum; Wechselstrom-Leitfähigkeit Körper(bestandteile); Wechselstromwiderstände, Definitionen und Prinzipien, bei Elektronen- und Ionenleitung; Wechselwirkungspotential nach Kramers; Wertigkeit (Periodensystem-Hauptgruppen-Stellung); Wirkstrom; Wirkungsmodell(e); Wundheilung mit Elektrizität, Prinzipien und Kennwerte;

Yasuda-Hypothese: I. Yasuda, 1953, piezoelektrische Eigenschaften von Knochen;

Zähigkeit (Fluide) und Elektrizität (EVF); Zeitdauer enzymkatalysierter Reaktion: Größenordnung 10^{-3} s; Zeitlich labile Meßwerte; Zeitlich stabile Meßwerte; Zeitmikroskopie (Ionenbeweglichkeit); Zeit-Wirkungs-Funktion(en); Zellen-Widerstandsverhalten; Zellfixierte Anionen; Zellmembran-Durchgangszeiten für Ionen 10 hoch Minus 3 bis 10 hoch Minus 6 Sekunden; Zellmembran-Feldstärke (Größenordnung 10 hoch 7 V/m); Zellmembran RC-Glied-Eigenschaften, nichtlinear; Zellmigration; Zenerdioden-Prinzip; Zeolithe-Prinzip (Ionenaustauscher, Molekularsiebe) und biologische Analogien; Zerlegung einer Gesamt-Bioreaktion in mehrere Einzelschritte nach dem Prinzip der Zwischenstoffkatalyse; Zersetzungsspannung; Zerstäubungseffekte (elektrisch); Zeta-Potential (Coulomb-P., elektrokinetisches P.), elektrisches Potential von bewegtem geladenen Partikel/geladenen Partikeln an der Abscherschicht in einer Suspension; Zirkadianer Rhythmus, elektrische Auswirkung; Zonenelektrophorese; Zweibasische Säuren: Säuren mit zwei Carboxylgruppen (COOH), die in wäßriger Lösung dissoziieren; Zweipolverhalten (elektrische Netzwerke); Zwischenstoffkatalyse, Teilschritt einer stufenweise enzymkatalysierten Gesamtreaktion/Reaktionskette; Zwitterionen; Zyklische Voltammetrie;

2.   Jede Änderung der Geometrie eines menschlichen Körpers der sich in einem stationären elektrischen Feld (z. B. erdelektrischen Feld) befindet, hat Ladungsverteilungsänderungen an seiner Oberfläche zur Folge, die zu endogenen Ausgleichströmen führen.
Umgekehrt ändert sich in einem starken elektrischen Feld die Geometrie des Körpers.

Zugehörige Stichworte: Elektrische Feldstärke; Influenz; Coulomb-Priestley-Gesetz (entspricht Gravitation); Elektrischer Fluß; Raumladung; Divergenz; Gradient; Potential; Polarisation; Dielektrikum; Rotor; Brechungsgesetz; Energie; Statischer Fall/Elektrostatik; Spiegelung-Verfahren; Oberflächenladungsdichte am Körper (z. B. C/cm^2), Zusammenhang "Innen"-"Oberfläche". Über ein elektrisches Feld (z. B. erdelektrisches Feld) sind alle darin befindlichen Dinge durch Ladungsmuster/Dielektrizitätszahl miteinander verkoppelt; so läßt sich etwa die Kapazität zwischen Personen unschwer messen. Elektrotaxis

3. Entsprechend 2. führt ein zeitveränderliches elektrisches Feld ebenfalls zu Ladungsverteilungsänderungen und Ausgleichsströmen.

Zugehörige Stichworte: Elektrische Ladungen/Felder im dynamischen Fall; Influenz; Stationäre Strömungsfelder; Quasistationäre Felder; Elektrolytische Stromleitung gegenüber den Gesetzen von Ohm und Joule, Mikrovibration. Drehfeld (elektrisch, kapazitiv an Körper gekoppelt), Wanderfeld (elektrisch, kapazitiv an Körper gekoppelt). Johnson-Rahbeck-Effekt. Kraftwirkungen auf elektrisch geladene Teilchen im elektrischen Feld.

4. Jede innere oder äußere Bewegung eines Körpers oder von Körperteilen in einem stationären magnetischen Feld (z. B. erdmagnetischen Feld) führt zur Erscheinung der Induktion. Dadurch entstehen körpereigene Potentiale mit der Folge von Ladungsverteilungsänderungen/Ausgleichsströmen.
Körpereigene Potentiale entstehen auch bei Einwirkung eines zeitveränderlichen magnetischen Feldes.

Zugehörige Stichworte: Magnetische Feldstärke; Magnetisierung; Magnetisierungskurven und Magnetischer Fluß; Materieverhalten; Vektorpotential; Skalares Potential; Induktionsgesetz; Magnetisches Moment. Hysteresis (Nachhinken der Induktion gegenüber der magn. Feldstärke). Makroskopische Induktions-Medizin (MIM). Poiseulle-Hartmann-Strömung (Magnetfeld-Therapie). Über ein magnetisches Feld (z. B. Erdmagnetisches Feld) sind alle darin befindlichen Dinge durch ihre magnetischen Charakteristiken/Magnetische Feldzahl μ_r miteinander verkoppelt. Magnetotaxis. Ablenkung bewegter Ionen im Magnetfeld. Hall-Effekt-Prinzip. Magnetische Pumpen-Prinzip. Drehfeld (magnetisch, induktiv an Körper gekoppelt). Wanderfeld (magnetisch, induktiv an Körper gekoppelt). Magnetogradiometer-Prinzip. Magnetresonanztomografie (=MRT, Kernspinresonanztomografie, Spinechotomografie). Larmorfrequenz der Protonen. Induktionsherd/-Kochplatten-Magnetfeldfrequenz im Bereich 25-50 kHz. Gyrator, gyromagnetisches Verhältnis. Fußsohlen, geerdet und Beine-Rumpf-Schleife: Natürliche Induktionsschleife, ionenleitend. Magnetokinetische Effekte: Beeinflussung des Elektronenspins während eines (bio-)chemischen Reaktionsverlaufs. Antiparallel-Strom, Magnetfeld-Erscheinungen. Kraftwirkungen auf bewegte, elektrisch geladene Teilchen im Magnetfeld. Larmorfrequenz. Induktionsschleife aus Elektronenleiter und Ionenleiter in Serie, z. B. bei Herzschrittmacher. Phänomene bei Induktion zwischen planparallelen Leiterschleifen, primär Metall-sekundär Ionenleiterfluid mit positiven und negativen Ionen und vice versa: Nicht umkehrbare Verhältnisse, z. B. keine Gegeninduktivität. Phänomene bei Induktion zwischen Leiterschleife aus Metall am Körper (=inhomogener Volumenleiter mit verschiedenen positiven und negativen Ionen in variablen Konzentrationen, die unterschiedlich kompartimentiert sind).

5. Jede Bewegung eines Körpers, der aus kompartmentierten Elektrolyten in elastischen Räumen, dazu noch teildurchlässigen Membranwänden besteht, hat körpereigene, endogene Spannungen und Ausgleichsströme zur Folge, die aus Veränderungen von Raumladungen und Diffusionspotentialen entstehen.

Zugehörige Stichworte: Gleichungen der Mechanik plus dem statischen und dynamischen Verhalten von Raumladungs- und Grenzflächenanordnungen plus Gleichungen der Thermodynamik und Diffusion. Analogie zu "Physikalischen Effekten"

6. Jede auf einen Körper auftreffende hochfrequente elektromagnetische Welle führt am Körper zu Erscheinungen, die unter Überschriften wie Reflexion, Absorption/Dämpfung, Resonanz, Stochastische Resonanz, Brechung, Energie, Körperleitungsmechanismus, Beeinflussung, Regelkreis-Zeitverhalten usw. näher zu betrachten sind. Dies gilt auch für Licht und benachbarte Frequenzbereiche.

Zugehörige Stichworte: Maxwell'sche Gleichungen; Theorie der elektromagnetischen Wellen; Materialgleichungen; Ablösung; Ausbreitungsverhalten; Nichtlinearitäten; Stoffwechsel;

Bioelektrochemie; Elektrischer Schatten; Kohärenz; Rauschen; Resonanzabsorption, Fenstereffekt. HF-Chirurgie; HF-Koagulation (mono-/bi-polar); HF-Hyperthermie. Drude-Gleichungen (Absorption), SAR. SAR bedeutet Leistung/Masse, z. B. W/kg. SA bedeutet Energie/Masse, z. B. kW/kg. Rückstrahlquerschnitte/Rückstrahlparameter von Körper und Körperarealen: in vivo-Analysemöglichkeiten. Im Bereich des Lichts und benachbarter Frequenzbereiche lassen sich die elektrische und magnetische Feldkomponente nur noch schwer oder garnicht mehr trennen. Über ein elektromagnetisches Feld sind alle darin befindlichen Dinge durch ihre diesbezüglichen Eigenschaften (Materialkennzahlen, Materialgleichungen) miteinander verkoppelt. Hochfrequenzerwärmung technisch, biologisch; Cataracta electrica (Auge); Mie-Bereich; Rayleigh-Bereich; Radiofieber; Absorptionsspektrum, Emissionsspektrum. Dielektrische Antennen, Wirkungsprinzip (keine Elektronenleitung !). Ultra-Breitband-Impulse (Ultra Wide Band Pulses; UWB), Wirkungsmechanismus. Senderkrankheit, Radiofieber, Funkerkrankheit, Kurzwellenkater, vegetative Störungen ...; ELF-Feld verursachte Ionenzyklotronresonanz; Hochfrequenzbasierte Nichttödliche Waffen/"Non Lethal Weapons", "Painbeam". ´Aktives Medium´ bei Verstärkung durch stimulierte Emission. SAR – Spezifische Absorptionsrate bei Hochfrequenz (Leistung pro Masse), enger Zusammenhang mit Leitfähigkeitsmechanismus und Leitfähigkeit, frequenzabhängig -wie Leitwert/Widerstand. Ortskurve, z. B. für die Relative Permittivität (=Dielektrizitätszahl). Relative Permittivität ist komplex: $\varepsilon = \varepsilon'$-je''. Cole-Exponent α für Muskelgewebeist ca. $\alpha = 0,8$,etwas kleiner als für Wasser. Hochfrequenzchirurgie, Prinzipien und Kennwerte. Widerstandstransformation. Antennenwirkung von Metallimplantaten oder dielektrischen Implantaten. Mensch-HF-Impedanz erheblich < Z_{Luft}. Energieeintrag in Körper durch Elektrizität/elektromagnetische Wellen (ohne galvanische Verbindung), Einfluß auf Leitfähigkeit. Hohlraumresonanz(en) im dielektrikumerfüllten Raum. Maxwell-Wagner-Dispersionen (Strukturdispersionen), bestehend aus Membrandispersion und Leitfähigkeitsdispersion. Hyperthermie, spezifische Absorptionsraten 10 ... 50 W/kg. Maxwell-Wagner-Frequenz (Ionen- und Verschiebungsströme dem Betrag nach gleich groß), bei Wasserdominanz ca. 300 MHz. Dielektrizitätszahl Epsilon (relativ) von Erythrozyten-Zytoplasma bei 100 MHz ca. 50, dagegen bei freiem Wasser ca. 80. Kirkwood-Fröhlich-Theorie: Eiweißmoleküle als dielektrische Kugeln in homogenem Dielektrikum zur ε_{rel} -Bestimmung. Molekular-Dynamik-Simulation, MDS. Hanai-Gleichung. Mischungstheorie nach Wagner. Mikrowellenhören, thermischer Effekt im Kopf mit Wirkung auf das Hörempfinden. Schwebungslücke. Dielektrische Eindringtiefe. Dielektrische Spektren der wässrigen Phase von Mischsystemen. Versuch der Nutzung des Prinzips von Buschbeck/Smith-Diagrammen zur Darstellung des Amplituden- und Phasenganges der Impedanz eines Körpermeßpfades sowie der Ermittlung von Frequenzgang und Dämpfung (bzw. evtl. Resonanzfrequenzen).

7. Jede chemische Umsetzung ist mit Quantensprüngen und Bindungsenergie verbunden. Das Umsetzungsgeschehen ist im Gastro-Intestinaltrakt besonders intensiv. Im menschlichen Körper läuft insgesamt ein (Wärme-)Energie freisetzender Prozeß ab, der wesentlich durch Oxidation gekennzeichnet ist. Deshalb strahlt der Körper auch elektromagnetische Wellen in einem bemerkenswert breiten Frequenzbereich ab.

Zugehörige Stichworte: Chemische Energie bei Bindungen und Umsetzungen; Reaktionsbedingungen; Reaktionskinetik; Enthalpie; Entropie; Exergonische Reaktion (=Energieabgabe); Massenwirkungsgesetz; Transport; Regelung; Quantenphysik; Organische Stoffe-Elementaranalysen; Rauschen, Thermisches Rauschen bei 37 grd. C entspricht Energie von 0,026 eV; Radiometrie-Prinzip; Mikrowellen-Radiometrie; Passive Radiometrie; Passive Mikrowellenradiometrie; Radiometriespektrum (z. B. zweiatomiger Moleküle).
Elektrische Zytolyse durch Gleichstrom. Lipolyse durch Elektrizität/Strom.

8. Jeder mechanische und chemische Vorgang am/im Körper eines individuellen biologischen Lebewesens hat individuelle elektrische Erscheinungen am/im Körper zur Folge.
Und: Jeder Moment im Leben ist ein Unikat.

Zugehörige Stichworte: Energetisches Geschehen im Mikro- und Makrokosmos; Kopplungen; Potentialbildung im Körper; Momentanzustand; Rhythmen und ähnliche, wiederkehrende Vorgänge; Chronobiologie; Adaptation; Alterung

9. Radioaktive/ionisierende Strahlung verringert innere elektrische Widerstände. Sie greift in das körperelektrische Geschehen ein.

Zugehörige Stichworte: DIN 6814 Bl. 2 "Begriffe und Benennungen in der radiologischen Technik"; Radioaktivität; Dosimetrie; Ionendosis; Körper- und Ionendosis; Äquivalentdosis Einheit Sievert (Sv); Formeln zur Strahlenphysik; Photoprozeß; Comptonprozeß; Massen-Energie-Umwandlungskoeffizient; Stoffumwandlung; Gewebeschädigung; Zellschädigung; Elektrostatische Einheit (ESE): $2,08 \cdot 10^9$ Ionenpaare. Zeit-Aktivitätskurve bei Radiopharmaka, zeitl. Änderungen der Leitfähigkeit. Energiedosis, Einheit Gray (Gy); Energiedosisleistung, Einheit Gray/Sekunde (Gy/s). Aktivität einer radioaktiven Substanz, Einheit Becquerel (Bq/s).

10. Körpereigene und externe Elektrizität beeinflussen sich gegenseitig. Sie sind eng miteinander verkoppelt.

Zugehörige Stichworte: Alle Gleichungssysteme und Erscheinungen der Elektrophysik, Elektrochemie und Bioelektrochemie unter Berücksichtigung des körper(teil)spezifischen Leitungsmechanismus und seiner Regelmechanismen. Die Begutachtung, Bewertung und Berechnung der Zusammenhänge, Wirkungsmechanismen und Wirkungen von körpereigener und externer Elektrizität sind u. a. deshalb so schwierig, weil in Elektrotechnik und (teils) Umwelt gesicherte Anschauungen, Formeln und Erfahrungswerte gelten, die jedoch im biologischen Körper nicht gelten (siehe 1.). Damit erweisen sich entsprechende Transformationen zwischen Körper und Außenraum sowie umgekehrt als höchst interdisziplinär und schwierig, nicht zuletzt wegen der großen Zahl beteiligter Komponenten, der Komplexität, niedriger Energieniveaus der einzelnen Vorgänge und der biologischen Dynamik. Wettereinfluß, elektrischen Phänomene und körperelektrischen Folgen. Geoelektrizität, Bodenelektrizität-Phänomene und körperelektrische Folgen. Kosmische Elektrizität und Einflüsse, körperelektrische Folgen.

The Ten Principles of Electrophysiology

1. In the human body, the electrical conductivity is formed by ions, which are different in many aspects and compartmented and available in quantities differing locally and time-wise. The mechanism of electrical conductivity does not correspond to the basis of OHM´S law.
Related catchwords: Physics of surrounding electron shells; electron shell(s); isotope mixture; W. Planck`s elementary quantum of action; ionization energy; ions; term diagram of free atoms; atomic and molecule spectra; bond energy of solid material; bond theory (of solids); electron gas; mechanism of conductivity; elementary particles statistics

2. Every change in geometry of a human body, which is inside a static electric field (e. g. the earth`s electric field), causes changes in the distribution of the electrical charges on its surface, this in turn causes endogeneous equilibrating currents. Vice versa the geometry of a body will change in a strong electric field.
Related catchwords: Electrical field strenght; Coulomb-Priestley law (corresponds to gravitation); electric flux; space charge; divergence; gradient; potential; polarization; dielectric material; rotor; law of refraction; energy; characteristics of a static electric field

3. Corresponding to #2., a time variable electric field will equally lead to changes in the distribution of the electrical charge and equilibrating currents.
Related catchwords: Electrical charges/electric fields in the dynamic case; fields of continuous flow; fields of quasi-continuous flow; electrolytic conductivity versus the laws of Ohm and Joule

4. Every internal or external movement of a body or parts thereof in a static magnetic field (e. g. the earth`s magnetic field) leads to the phenomenon of induction. This results in body-own potentials with the consequence of changes in the distribution of electrical charge/equilibrating currents.
Body-own potentials develop equally at the influence of a time variable magnetic field.
Related catchwords: Magnetic field strenght; magnetization; magnetization curves and magnetic flux; properties and behaviour of matter; vector potential; scalar potential; law of induction

5. Every movement of a body, consisting of compartmented electrolytes in spaces with elastic walls which in addition are partwise permeable, causes body-own generated endogeneous voltages and equilibrating currents. The latter result from changes of spatially distributed electrical charges and diffusion potentials.
Related catchwords: Equations of mechanics plus static and dynamic behaviour of space charges and boundary layer characteristics plus equations of thermodynamics and diffusion

6. Every electromagnetic wave impinging on a human body leads to phenomena which have to be dealt with under designations as reflection, absorption/damping, resonance, stochastic resonance, refraction, energy, body conducting mechanism, electromagnetic compatibility (EMC), time-dependant characteristics of biological control system with feedback-mechanisms.
This is valid also for light and frequencies in its neighbourhood.
Related catchwords: Maxwells equations; theory of electromagnetic waves; parameters and equations for materiel; nonlinearities; metabolism, bioelectrochemistry
In the area of light and frequencies in its neighbourhood the electrical and the magnetical field components can not be separated

7. Every chemical reaction is connected to quantum jumps and chemical binding energy. The biochemical reaction is especially intensive in the gastrointestinal tract. In the human body runs a process, mainly characterized by oxidation, which finally sets free (thermal) energy. For that reason, a human body radiates also electromagnetic waves in a remarkable broad frequency band.

Related catchwords: Chemical energy in bonds and reactions; conditions of reactions; reaction kinetics; law of mass action; quantum physics; organic matter elements-analytics; Boltzmanns law of radiation; electromagnetic noise

8. Every mechanical and chemical event at/in the body of an individual biological being causes individual electrical events at/in the body.
And: Every moment in an individual biological life is unique.

Related catchwords: Energetic occurrences in micro- and macrocosmos; development of potentials in the body; rhythms and similar periodic occurrences

9. Radioactive/ionizing radiation reduces inner electrical resistances. It influences the bodies electrical processes.

Related catchwords: DIN 6814 Blatt/p. 2 "Definitions and denominations in radiological technology" (German Standard); dosimetry; exposure dose; body dose and exposure dose; equivalent dose; equations and formulae in physics of radioactivity; photo- and Compton-process; mass-energy conversion coefficient

10. The body-generated electricity and external electricity influence themselves mutually. One to another they are closely coupled.

Related catchwords: All equations and occurrences of electrophysics and bioelectrochemistry

L E S   1 0   P R I N C I P E S   D E
L' É L E C T R O P H Y S I O L O G I E

= =

I N D E X

LES 10 PRINCIPES DE L'ÉLECTROPHYSIOLOGIE

= =

1° - Le corps humain possède une conductivité électrique,
      due à des ions, à bien des égards différents et
      compartimentés, en quantités spatialement et tempo-
      rellement variables. Le mécanisme de conductivité
      caractéristique du microcosme ne correspond pas à
      la base de la loi d'Ohm.

      Références-clés : Physique des couches électro-
      niques - couches atomiques - mélanges d'iso-
      topes - quantum d'action de Planck - travail
      d'ionisation - ions - diagramme énergétique
      d'atomes libres - spectres - forces de liaison
      des solides - modèle de bandes - gaz électro-
      nique - mécanisme de conductivité - statistiques
      de particules.

2° - Chaque altération de la géométrie du corps humain
      placé dans un champ électrique stationnaire (champ
      électrique terrestre, par exemple) se traduit par
      des changements de répartition des charges à sa sur-
      face et engendre des courants compensateurs endo-
      gènes. A l'inverse, la géométrie du corps varie au
      sein d'un puissant champ électrique.

      Références-clés : Intensité du champ électrique -
      loi de Coulomb-Priestley (correspond à la gravita-

tion - flux électrique - charge spatiale -
divergence - gradient - potentiel - polarisation - diélectrique - rotor - loi de la réfraction - énergie - cas statique.

3° -   Conformément à 2° -, un champ électrique variable
        dans le temps entraîne également des changements de
        la répartition des charges et des courants compen-
        sateurs.
        <u>Références-clés</u> : Charges/champs électriques dans le
        cas dynamique - champs d'écoulement station-
        naires - champs quasi stationnaires - conducti-
        vité du courant électrique par rapport aux lois de
        Ohm et de Joule.

4° -   Chaque mouvement interne ou externe d'un corps ou
        d'une partie du corps dans un champ magnétique sta-
        tionnaire (champ géomagnétique, par exemple) sus-
        cite un phénomène d'induction. Ainsi se manifestent
        des potentiels inhérents au corps qui ont pour effet
        des altérations de la répartition des charges et des
        courants compensateurs.
        Des potentiels inhérents au corps se créent égale-
        ment lors de l'influence due au champ magnétique
        variable dans le temps.
        <u>Références-clés</u> : Intensité du champ magnétique -
        magnétisation - courbes d'aimantation et flux
        magnétique - comportement de la matière - poten-

tiel vectoriel - potentiel scalaire - loi d'induction.

5° - Chaque mouvement d'un corps composé d'électrolytes
compartimentés dans des espaces élastiques et com-
portant en outre des parois de membranes partielle-
ment perméables engendre des tensions corporelles
endogènes et des courants compensateurs créés par
des altérations de charges spatiales et de potentiels de diffusion.
Références-clés : Équations de mécanique, plus des
comportements statique et dynamique des dispositions
de charges spatiales et de surfaces limites, plus
équations de thermodynamique et de diffusion.

6° - Chaque onde électromagnétique à haute fréquence ren-
contrant un corps y suscite des phénomènes devant
être étudiés de plus près aux points de vue tels que
la réflexion, l'absorption/atténuation, la résonance, la résonance stochastique, la réfraction,
l'énergie, le mécanisme de la conductivité corpo-
relle, l'influence exercée, le comportement de la
boucle d'asservissement en fonction du temps etc.
Cela est également valable en ce qui concerne la
lumière et des gammes de fréquences voisines.
Références-clés : Équations de Maxwell - théorie
des ondes électromagnétiques - équations au sujet
de la matière - non-linéarité - métabolisme -

bio-électrochimie. Dans le domaine de la lumière et des gammes de fréquences voisines, les composantes des champs électriques et magnétiques ne peuvent plus être séparées.

7° - Chaque transformation chimique est liée à des discontinuités quantiques et à de l'énergie de liaison. Le phénomène de transformation est particulièrement intensif dans la sphère gastro-intestinale. Dans le corps humain se déroule au total un processus dégageant de l'énergie (sous forme de chaleur) essentiellement caractérisé par un phénomène d'oxydation. C'est la raison pour laquelle le corps diffuse également, en une gamme de fréquences remarquablement étendue, des ondes électromagnétiques.
Références-clés : Énergie chimique lors de combinaisons et de transformations - conditions de réaction - théorie cinétique des réactions - loi d'action de masse - physique quantique - analyses élémentaires de matières organiques - souffle.

8° - Chaque processus mécanique et chimique sur ou dans le corps d'un être vivant donné se traduit par des phénomènes électriques individuels sur ou à l'intérieur de ce corps.
Et chaque moment au cours d'une vie biologique individuelle constitue un événement unique.
Références-clés : Événements énergétiques en micro-

et macrocosme - formation de potentiels à l'intérieur du corps - rythmes et autres phénomènes si-
milaires récurrents.

9° -   Le rayonnement radioactif ionisant diminue les ré-
sistances électriques intérieures. Il intervient
dans les phénomènes électriques à l'intérieur du
corps.

Références-clés : DIN 6814 feuille 2 : "Notions
et appellations en technique radiologique" - dosi-
métrie - dosage d'ions - dosage de corps et
d'ions - dosage équivalent - équations concer-
nant la physique des rayonnements - processus de
photo, de Compton - coefficient de transfert
d'énergie massique.

10° -   L'électricité interne et externe du corps exerce de
l'influence l'une sur l'autre. Les deux sont étroi-
tement liées.

Références-clés : Tous les systèmes d'équations et
phénomènes de l'électrophysique et de la bio-électrochimie.

            +   +   +

Eberhard W. ECKERT, BONN, 2004/2005.